丈夫で長生き
排尿から考える長寿の秘訣

波多野孝史

目次

まえがき

あとがき

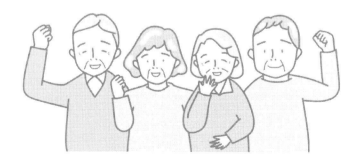

まえがき

　私は小学生の頃から頻尿で、休み時間には必ずトイレに行って排尿していました。小学校ではひとつの授業が45分、中学、高校では50分でした。そのため、尿を我慢するのはそれほど苦痛ではありませんでした。大学ではひとつの臨床講義が110分だったため、あやうく尿失禁しそうになったことが何回かありました。

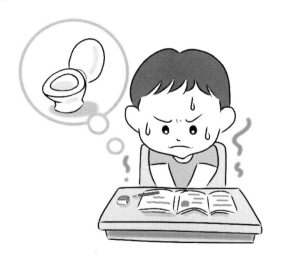

　そのような経験から排尿（尿の出方）に興味を抱き、泌尿器科医を目指しました。大学生時代、卒業後

の志望科について、「自分は泌尿器科へ行きたい」と伝えたところ、同級生から失笑されました。

　私が医師になった 1987 年当時、内視鏡手術や癌免疫治療等が最新治療として研究されていました。同級生から「排尿に関する研究なんて誰もやっていない。」「排尿で困っている人はほとんどいない」と助言をもらいましたが、最終的には初心を貫き、泌尿器科医になりました。当時は 65 歳以上の高齢者は全人口の 10%程度で、排尿に関する研究はほとんどされていませんでした。

　排尿に関する論文は、エルゼビア社のデータベースで 1990 年と 2020 年を比較すると、年間論文数は約 800 倍増加しています。またこの 30 年間で日本は急速に超高齢化社会に変貌しました。

　排尿に関する本は沢山出版されていますが、排尿と健康長寿に関連した書籍はほとんどありません。本書では高齢者の排尿に関する不安を払拭し、丈夫で長生きできる対策について述べさせていただきます。

第 1 章
超高齢化社会をどう生きるか

1．日本は世界一の超高齢化社会

　排尿の話しをする前に、日本の超高齢社会の現状について触れさせてください。

　男性 42.06、女性 43.20。

　読者の皆様、この数値は何を示しているか想像してみてください。

　これは大正 9 年（1920 年）、日本で第 1 回国勢調査が行われた年の日本人平均寿命です。明治時代は「人生 50 年」と言われていたようですが、実は大正時代になっても、日本人の平均寿命は 40 歳代前半でした。これが 2021 年には男性 81.47 歳、女性 87.57 歳となり、日本人の平均寿命は直近 100 年で約 2 倍に延長しました。

　百歳以上の超々高齢者も 9 万人を突破しました。
しかしこの事実は、日本は急速なスピードで超高齢化社会になっていることを示しています。一般的に 65 歳以上の高齢者人口の割合が 7%を超えると「高齢化社会」14%を超えると「高齢社会」、21%を超えると「超高齢社会」となります。

　表 1 に主要先進国における高齢者人口の割合を示します。日本の総人口に占める 65 歳以上の人口割合は29.1%でダントツの世界一です。

次に日本における高齢者人口の推移を図1に示します。1970年、日本における65歳以上の高齢者人口は733万人でした。それが2022年には3627万人となり、直近50年で約5倍増加しました。

　日本の高齢者人口の割合を他の先進国と比較したものが図2です。1990年まで、日本は他の先進国と比較して、高齢者人口割合は低い方でした。その後急速に人口の高齢化が進み、2005年に世界一になりました。他の先進国を見ると、2020年のデータで、高齢者人口はフランス20.5%、英国18.7%、米国16.6%で、日本は突出して高いことが理解できます。

　今後2065年まで、日本はずっと世界一をキープすると推測されています。

順位	国・地域	総人口 （万人）	65歳以上人口 （万人）	総人口に占める 65歳以上人口の割合 （%）
1	日本	12471	3627	29.1
2	イタリア	5904	1420	24.1
3	フィンランド	554	129	23.3
4	プエルトリコ	325	75	22.9
5	ポルトガル	1027	235	22.9
6	ギリシャ	1038	237	22.8
7	マルティニーク	37	8	22.8
8	ドイツ	8337	1869	22.4
9	ブルガリア	678	152	22.4
10	クロアチア	403	90	22.4

表1 主要先進国における高齢者人口の割合

日本の高齢者人口はダントツの世界一

（総務省統計局 2023 年 HP より改変）

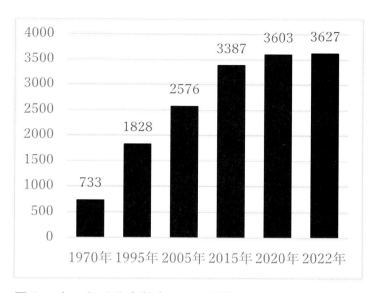

図1 日本における高齢者人口の推移

65歳以上の高齢者は1970年の733万人に対し、2022年は3627万人となり、直近50年間で約5倍増加しました。（内閣府令和5年版高齢社会白書より改変）

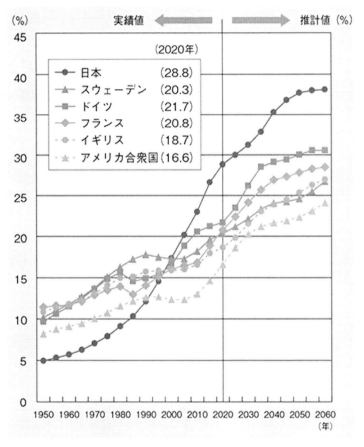

図2 主要国における高齢者人口割合の推移
日本は2005年から世界一となっています。
（総務省統計局 2023年HPより改変）

２．平均寿命と健康寿命

　読者の皆様、健康寿命という言葉をご存じでしょうか？健康寿命とは日常生活を制限なく過ごすことのできる期間のことです。

　図３に日本人の平均寿命と健康寿命の推移を示します。この図から男性は人生最後の 9 年間、女性はなんと 12 年間もの間、フレイルや要介護状態になります。フレイルとは加齢によって心身が老い衰え、社会とのつながりが減少した状態を示します。

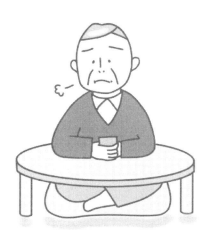

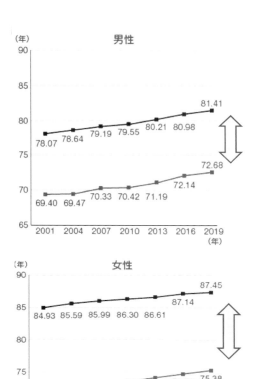

図3に日本における平均寿命と健康寿命の推移

　2019年のデータでは、男性は人生最後の9年間、女性は12年間、フレイルや要介護状態になります。

（厚生労働省2023年HPより改変）

図 4 に示すように、健常高齢者は加齢とともにフレイルとなり、要介護状態に移行します。
高齢者の方から、「私はピンピンコロリで逝きたい」という言葉をよく聞きます。「ピンピンコロリ」とは健康寿命をできるだけ長く保ちたいという表現で、「病気で苦しむことなく丈夫に生きて、最期は寝たきりにならず、コロリと天寿を全うしたい」という意味です。
　しかし、残念ながら高齢者は人生の最後の約 10 年間は要介護状態になってしまい、食事や排泄の世話を受けなければならないのが現状です。今後日本では要介護高齢者の急増が予測されています。

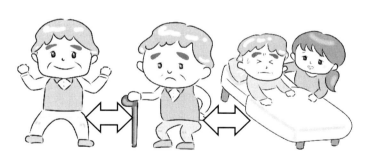

健常高齢者　　　　フレイル　　　　要介護状態

図 4 高齢者の加齢の伴う変化
健常高齢者は加齢とともにフレイルとなり、要介護状態に移行します。

図 5 に 75 歳以上の後期高齢者の配偶関係について示します。男性は 78.5%が配偶者とともに暮らしていますが、一方女性は 66.9%が一人暮らしです。このように日本の高齢者は病気になっても、支えてくれる家族がいません。また支えてくれる家族がいたとしても、高齢で複数の持病を抱えています。従って日本の高齢者は病気にならないよう、日々健康に注意して過ごさねばなりません。

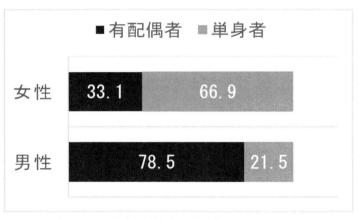

図 5　75 歳以上の後期高齢者配偶関係
男性は 78.5%が配偶者とともに暮らしていますが、女性は 66.9%が一人暮らしです。そのほとんどが病気を抱えています。(総務省統計局 2023 年 HP より改変)

　それでは健常若年者と高齢者の違いについて考えてみましょう。人は加齢とともにいろいろな疾患にかかり、いろいろな持病を抱えることになります。高血圧、糖尿病、肥満、白内障、難聴、認知症など、年齢の１割の疾患を持っているといわれています。（70歳なら7疾患）

　このように高齢者は複数の持病を抱えながら日々の生活を送っています。また高齢者は体内、特に細胞内の水分保持量が若年者と比較して少なく、容易に脱水や電解質異常をきたしやすい傾向にあります。

　さらに加齢に伴い、内臓の予備機能が低下します。これにより薬剤の代謝や排泄機能が低下します。加えて高齢者は生活の質（QOL）が急速に低下することがあります。たとえば、「隣のお爺ちゃん、昨日まで元気で、庭の草刈りをしていたのに、今朝急に具合いが悪くなって、救急車で搬送された。」というようなことがしばしば起こります。

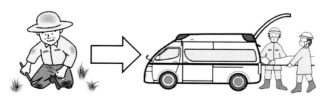

一般的に高齢者は若年者と比較して全身の細胞量、特に筋肉量が減少しています。その影響で相対的に脂肪量が増加します。各組織の細胞内水分量が減少しています。そのため高齢者は体内の備蓄水分量が低下しています。

　また高齢者は大脳皮質の口渇中枢機能も低下しています。そのため高齢者はあまり水分を摂取しません。これは喉の渇きを大脳が感知しないからです。

　これらの特徴により、高齢者は容易に脱水を来し、さらに心不全を起こしやすい状態にあります。夏場、高齢者が熱中症で救急搬送され、不幸にしてお亡くなりになるのはこれらが原因のひとつと考えられます。

　このように高齢者は自分の体が若い時とは違うことを認識する必要があります。また高齢者を介護される方も高齢者の生理的な特徴を理解して支援しなければなりません。

4．加齢とともに排尿に関するトラブルが増える。

　人口の高齢化に加えて、加齢によっても排尿に関するトラブルが増加します。日本人の男性は 40 歳代で 7%、50 歳代で 22%、60 歳代で 38%、70 歳代で 60%、80 歳代で 82%の人が前立腺肥大症と診断され、内服薬による治療や手術を経験したと報告されています。
また排尿障害を呈する病気で「過活動膀胱」という疾患があります。過活動膀胱は尿意切迫感（急に尿意を感じ、我慢するのが困難な状態）を主な症状とし、頻尿あるいは切迫性尿失禁を伴う症状症候群です。

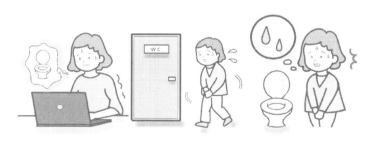

尿意切迫感　　　　頻尿　　　　　尿失禁
過活動膀胱の症状

日本人の過活動膀胱有病率を図6に示します。性別を問わず40歳代では5%以下ですが、80歳以上になると、40%以上が過活動膀胱と診断されています。

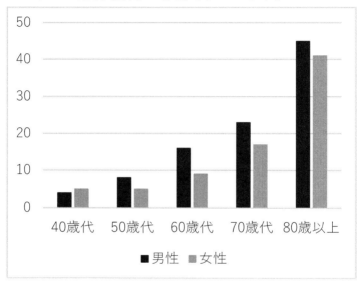

図6 日本人の過活動膀胱有病率

（本間之夫他　日本排尿機能学会誌 14：266–273,2003 より改変）

図7では日本人の夜間排尿回数3回以上の比率を示
します。50歳未満の人にはほとんどありませんが、加
齢とともに増加し、80歳以上になると、男性の60%、
女性の40%以上が、夜間排尿回数3回以上の夜間頻尿
の状態になっています。

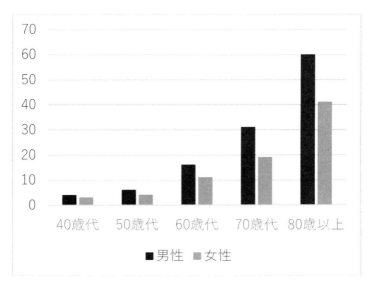

図7 日本人の夜間排尿回数3回以上の比率
（本間之夫他　日本排尿機能学会誌 14：266-273, 2003 より
改変）

加齢とともに夜間頻尿になるのはホルモンが影響しています。健常成人では、夜間にバゾプレシンという抗利尿ホルモンが分泌されます。これにより夜間尿量は少なく調節され、昼間に尿が多く出るようになっています。しかし加齢とともにバゾプレシンの分泌が低下し、夜間尿量が増加し、夜間頻尿になってしまいます。

この夜間頻尿は私たちの健康維持に大きな影響を及ぼすことを第2章で説明します。

第２章
とても怖い夜間頻尿

1．夜間頻尿の原因

　前項で加齢とともに夜間頻尿になると述べましたが、すべての人が夜間頻尿になるわけではありません。糖尿病、心不全、高血圧、高脂血症、肥満等のメタボリック症候群の患者さんは夜間頻尿になりやすい傾向があります。特に糖尿病や心疾患を患っていると、夜間頻尿を引き起こしやすくなります。

　糖尿病ではブドウ糖を代謝するインシュリンというホルモンが十分に機能しないため、血糖値が増加します。血糖値が高くなると、それを薄めるために各組織の細胞から水分が血管内に流れ込みます。これにより血管内の水分量が増えるため、尿量が増加し、昼夜を問わず頻尿になります。加えて各組織の水分が血管内に移動したため、体全体が脱水となり、患者さんは喉が渇き、水分を多く摂るようになります。糖尿病の患者さんが多飲多尿になるのはこのような悪循環のためです。

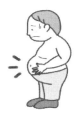

また心疾患を患い、心臓の機能が低下すると夜間頻尿になります。心臓の機能が低下すると、両側下肢にむくみが生じます。このむくみは血液のうっ滞によって引き起こされます。

　心臓のポンプ機能が低下すると、血液が進みにくくなり、かつ戻りにくくなります。血液のうっ滞は、重力の影響で両側下肢に現れます。朝はまったくむくんでいないのに、仕事をして夕方になると、両側のふくらはぎがパンパンにむくむのはこのためです。

　夜就寝すると、両足が重力の影響を受けなくなり、両側下肢にうっ滞した血液が心臓に戻りやすくなります。そのため就寝後に血液内にたまった水分が腎臓でろ過され、尿となって排出されるようになり、夜間頻尿になります。

図8に健常者と心機能低下者の昼間尿量、夜間尿量の比率を示します。心機能低下者は健常者に比べて、夜間尿量が20%多くなっています。

「昼間はトイレが遠いのに、夜になるとトイレとても尿が近い」と話される高齢の方がいますが、この原因のひとつは心疾患に伴う心機能低下です。

　糖尿病や心疾患の治療後、夜間頻尿も改善したという患者さんは多数いらっしゃいます。このようにメタボリ

ック症候群はいろいろな臓器に影響を及ぼす万病の源
です。今のうちからメタボリック症候群にならないため
の健康管理が重要です。

　メタボリック症候群については第4章でも詳しく説明
します。

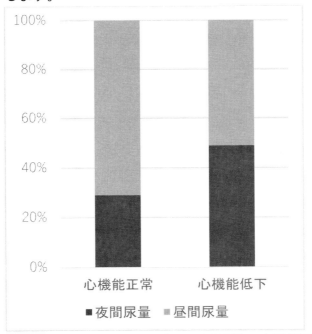

図8 健常者と心機能低下者の昼間尿量、夜間尿量比率
心機能が低下すると、昼間尿量が減少し、夜間尿量が
増えます。それに伴って夜間頻尿になります。

２．夜間頻尿と睡眠障害は表裏一体

　高齢者の睡眠障害として入眠障害、中途覚醒、早朝覚醒等があります。入眠障害は、布団に入ってもなかなか寝つけないタイプです。睡眠障害では最も訴えの多い症状です。なかなか寝つけないと、「トイレでも行こうか」と夜間排尿回数が増えます。

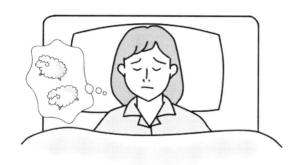

入眠障害

　中途覚醒は、いったん寝ついても途中で何度も目が覚めてしまうタイプです。目が覚めるたびに、「トイレでも行こうか」と夜間排尿回数が増えます。夜中に目覚めた時にたまたま尿意を感じると、尿意で目覚めたと錯覚してしまい、これが習慣になると夜間頻尿になります。

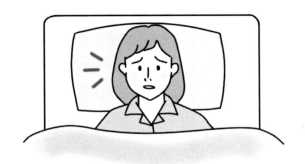

中途覚醒

　夜間排尿回数３回以上の患者さんに中途覚醒時と排尿時間を調査すると、両者はほぼ一致していました。ほとんどの患者さんは中途覚醒時にトイレに行っていることが確認されています。

　睡眠はレム睡眠とノンレム睡眠という全く異なる２つの睡眠状態に分けられます。この２つの睡眠は一晩に交互に繰り返されます。レム睡眠は眠っている間に眼球が急速に動く睡眠状態で、眠りが浅く、夢の多くはレム睡眠中に見ます。一方ノンレム睡眠は眼球運動が認められない深い睡眠で、脳が休息しています。高齢者は若年者と比較してノンレム睡眠が短く、レム睡眠が長くなります。

そのため眠りが浅くなり、中途覚醒が多くなります。

　このように夜間頻尿と睡眠障害は表裏一体の関係にあります。従って睡眠の質を改善させることにより夜間頻尿も改善します。逆に夜間頻尿の改善によりぐっすり眠れるようになります。

【余談】

　睡眠時無呼吸症候群に注意してください。

　睡眠時無呼吸症候群とは、睡眠中に空気の通り道である上気道が狭くなることによって無呼吸状態（10秒以上呼吸が止まること）と大きないびきを繰り返す病気です。

　1時間に5回以上無呼吸状態が発生していると、睡眠時無呼吸症候群診断されます。

　人の体は睡眠時にリラックスさせる神経の副交感新鋭が活発に働き、尿意を感じにくくなり、膀胱に十分な尿をためられる仕組みになっています。そのため朝一番の尿量は通常の排尿量より多いことがしばしばあります。

　しかし睡眠時無呼吸症候群になると、無呼吸状態によって血液中の酸素濃度が低下します。これにより血圧や心拍数が増加し、緊張や興奮させる交感神経が活発に働くようになります。それによって膀胱は収縮し、十分な尿をためられなくなり、夜間頻尿となります。

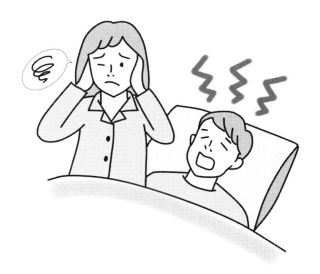

睡眠時無呼吸症候群は、無呼吸状態（10 秒以上呼吸が
止まること）とおおきないびきを繰り返す病気です。

3. 夜間頻尿と体内時計

　夜間頻尿は加齢現象のひとつだからしかたない。排尿したくなったらトイレに行き、排尿後ぐっすり眠ればよい。健康には全く影響がない。

　このようにお考えの方、ぜひ本項をお読みください。

　夜間頻尿になると、あなたの健康を損ねる大変なことが、あなたの体内で起きます。

　体内時計（サーカディアンリズム）という言葉をご存じでしょうか？日本語では日周リズムや概日リズムと訳されることもあります。

　人間の体は分子やホルモンにより 24 時間周期になるように調整されています。このサーカディアンリズムを修飾する分子メカニズムの発見により、3 人の科学者が2017 年にノーベル生理学・医学賞を受賞されました。

　中枢の体内時計は脳の視交叉上核という場所にあります。人間は暗くなると視交叉上核からメラトニンの分泌が増加し、眠くなります。朝、日光を浴びると視交叉上核からのメラトニンの分泌が減少し、目が覚めます。休日の昼間さんざん寝たのに、夜になるとまた眠くなるのは、このメラトニン分泌の影響です。

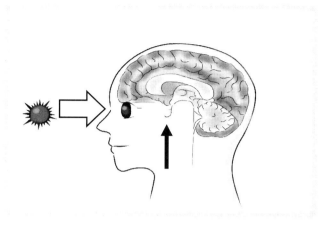

大脳の視交叉上核という部位に中枢の体内時計が存在
しています。

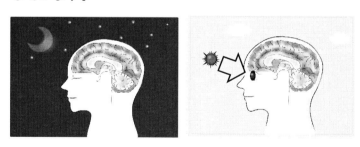

人間は暗くなると視交叉上核からメラトニンの分泌が
増加し、眠くなります。朝、日光を浴びると視交叉上核
からのメラトニンの分泌が減少し、目が覚めます。

夜間頻尿があると、トイレに行く回数が増え、トイレ
で光を浴びます。「夜間、トイレの光が眩しいから目が覚
めてしまった。」と話される方がいますが、これは眩しく
て目が覚めるのではなく、光刺激によりメラトニンの分
泌が減少するために目が覚めてしまうのです。

　前項で夜間頻尿と睡眠障害は表裏一体と述べました
が、サーカディアンリズムの点からも両者は深く影響し
あっていることがご理解いただけたと思います。

　体内時計は視交叉上核だけではなく、各臓器にも分布
しています。膀胱の体内時計は、夜になると副交感神経
が活発に働き、排尿筋反射を抑えるように設定されてい
ます。これによって夜間は排尿回数が少なく、熟睡でき
るようになっています。

　しかし夜間頻尿になると、膀胱の体内時計の設定とは
逆に、頻回に排尿しなければなりません。そのため膀胱
はスムースな排尿ができず、排尿障害を惹起します。
夜中の排尿時はいつもより尿の勢いが悪かったり、残尿
感を感じたりすることをしばしば経験します。これは膀
胱の体内時計が一時的に混乱したためと考えられます。
さらに夜間頻尿が長期に継続すると、膀胱以外の他の体
内時計にも狂いが生じ、さまざまな病態が発生します。

　全身倦怠感、めまい、うつ病、自律神経失調症、性ホ

ルモン低下等は体内時計の変調による影響を受けやすいといわれています。このように体内時計による日内リズム調節は、人間の健康維持に深く関与しています。

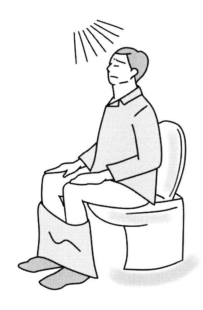

眩しくて目が覚めるのではありません。
光刺激によりメラトニンの分泌が減少するために目が覚めてしまうのです。

4．夜間頻尿は生命に影響を及ぼす

　北欧スウェーデンで行われた疫学的研究を紹介します。70歳以上の男女6143人を対象にして、夜間排尿回数3回以上群と2回以下群で生存率を比較しました。54か月間の検討で、男女ともに夜間排尿回数3回以上群は2回以下群と比較して生存率が有意に低下していました。その原因として夜間排尿回数3回以上群は2回以下群と比較して転倒のリスクが5倍高く、骨折や外傷で生存率が低下したとのことです。

　同様の研究は日本でも行われました。東北大学泌尿器科の中川先生らは、70歳以上の高齢者784人を対象にして、夜間排尿回数2回以上群と1回以下群で骨折率と生存率を比較検討しました。

　図8に骨折率の結果を示します。夜間排尿回数2回以上群は1回以下群と比較して、転倒による骨折および全骨折ともに2倍以上高頻度に発生していました。両群の生存率を図9に示します。夜間排尿回数2回以上群は生存率が低く、死亡率は1回以下群の約2倍でした。これらの結果より夜間頻尿は骨折のリスクを高め、生存期間を短縮させます。

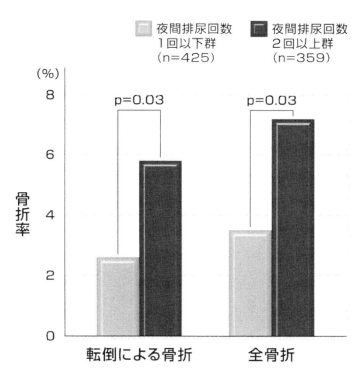

図 8 夜間頻尿による骨折のリスク

夜間排尿回数 2 回以上群は 1 回以下群と比較して、転倒
による骨折および全骨折ともに 2 倍以上高頻度に発生し
ていました。

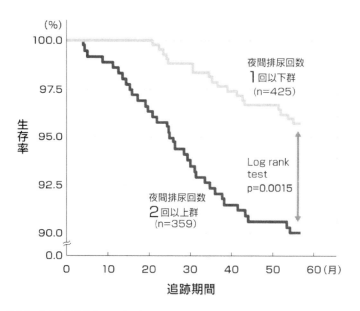

図 9 夜間頻尿と生存率

夜間排尿回数 2 回以上群は生存率が低く、死亡率は 1 回以下群の約 2 倍でした。

これらの結果より夜間頻尿は骨折のリスクを高め、生存期間を短縮させます。

５．転ぶな、風邪をひくな、義理を欠け

　岸信介元首相（1896-1987）（佐藤栄作元首相の兄、安倍晋三元首相の祖父）は長生きの秘訣として、「転ぶな、風邪をひくな、義理を欠け」と話されていたそうです。

　「義理で付き合うと健康を損なうからためとけ」という意味と理解されています。

　私は、最初の「転ぶな」とうい言葉にも深い意味があると考えます。岸信介元首相は、東北大学中川先生が転倒に伴う骨折で生存期間が短縮するデータを発表される 30 年以上前から、高齢者が転んで骨折すると早死にすることを経験的に知っていたと推測します。

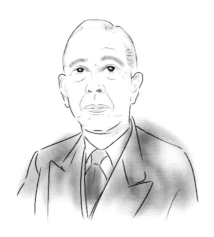

夜間排尿時にトイレでつまずいて転倒します。転倒時の頭部外傷で死亡してしまうこともあります。または転倒した際に骨折してしまい、入院や手術および長期のリハビリが必要になることもあります。

　中には難治性の骨折をしてしまい、寝たきり状態となり、それによって認知症を発症する。そしてまた骨折するという負のスパイラルに陥ってしまうこともあります。このように夜間頻尿は人間の生命予後に大きく影響しています。

　夜間頻尿があると丈夫で長生きできません。夜間排尿回数2回以上の方は、放置せず速やかに泌尿器科を受診し、治療を受けられることを勧めます。

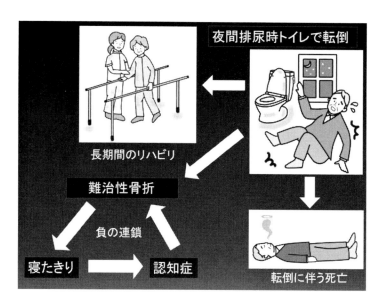

夜間排尿時トイレで転倒

長期間のリハビリ

難治性骨折

負の連鎖

寝たきり → 認知症

転倒に伴う死亡

6．夜間頻尿を改善させる日常生活指導

　夜間頻尿は治療することにより改善します。同時に医師からの食事や水分摂取、運動、睡眠などの日常生活に関する指導によっても改善します。

　本項では日本泌尿器科学会が監修した夜間頻尿診療ガイドライン第 2 版より、夜間頻尿改善 10 か条を紹介します。

１．毎日ほぼ同じ時間に起きましょう

２．規則正しく 3 度の食事をとりましょう

３．昼間に日光を浴びましょう

４．昼寝をするならば、昼食後から 15 時までの 30 分間にしましょう

５．夕方に軽い運動をしましょう

６．眠る 3〜4 時間前は、アルコールやカフェイン飲料は避けましょう

７．眠る 1〜2 時間前に温めの入浴、または足浴をしましょう

８．眠る 1 時間前や夜間目が覚めた時のタバコは控えましょう

９．眠る直前の飲水は控えましょう

１０眠る1時間前から部屋の明かりを暗くしてリラック

スできる環境にしましょう

　これらの行動療法で、多くの患者さんの夜間頻尿が改善します。

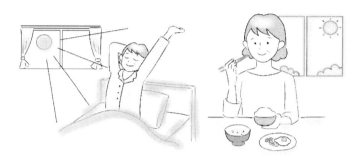

毎朝同じ時間に起きましょう　朝食を摂りましょう

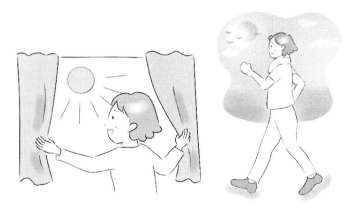

日光を浴びましょう　夕方軽い運動をしましょう

第 3 章

排尿を科学する

1．尿の色は多くを語っている

　これからは尿についてのお話しをします。

　突然ですが、読者の皆様は排尿時もしくは排尿後、自分の尿を見ていますか？

　ほぼ100%の人が必ず毎回自分の尿を見ています。

　人は基本的に尿に限らず便や痰など体から出るものを見ています。

　泌尿器科外来には、「尿が泡立つ」とか「排尿後トイレットペーパーに血が付いた」といった症状で患者さんが多数受診されます。これは患者さんが排泄した尿や尿道口を拭いたトイレットペーパーをいちいち見ているからです。

　生物の中で排泄物を確認するのは人類だけです。人は排泄物の性状を確認することで、自分の健康状態をチェックしています。

　17世紀のヨーロッパでは、医師は尿の量や色、臭いを調べる「視尿術」が行われていました。中世の内科医は尿を調べることで腎機能障害や糖尿病、膀胱炎、膀胱癌を診断していたようです。

　現在においても、尿の肉眼所見はとても大切です。

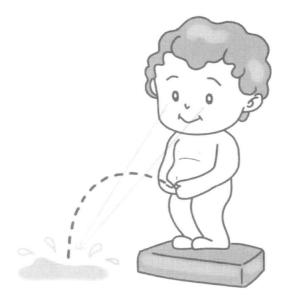

ほぼ 100%の人が必ず毎回自分の尿を見ています。

　最近、テレビの健康番組やインターネットにおいて、「水分を沢山摂取すると、血液がサラサラになって心筋梗塞や脳梗塞を予防できる」といった類の情報が溢れています。

　これにより高齢者の水分補給が重要というメッセージが広がり、水分を過剰摂取する高齢者が増加しています。中には食事とは別に 1 日 3000 ㎖の水分を摂取し、多飲多尿に伴う夜間頻尿の患者さんもいます。

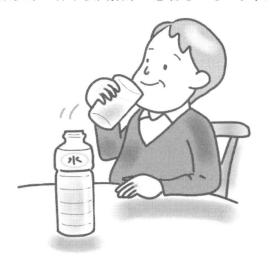

水分の摂りすぎに注意しましょう

しかし医学的には水分摂取により心筋梗塞や脳梗塞を予防できるというエビデンスはありません。逆に先ほどの患者さんのように水分の過剰摂取により多尿になり、夜間頻尿を増悪させてしまいます。

　それでは、私たちは1日どれくらいの水分を摂取すればいいのでしょうか?

　人の体重の60%は水分です。また全ての食物には水分が含まれています。

　1日の人間の水分バランスについて示します。体に入る水分は飲水と食事が1000〜3000㎖、代謝水が約200㎖です。

　一方体から出ていく水分は尿が800〜2000㎖、汗と呼吸で500〜1000㎖、便が約100㎖です。

　これらから計算すると、適切と考えられる1日の排尿量は1㎖/時間/体重（kg）です。従って体重50kgの人は1×24×50＝1200㎖、70kgの人は1×24×70＝1680㎖です。

　また基本的な飲水量は食事の際の水分を除いて20〜25㎖×体重（kg）です。従って体重50kgの人は1000㎖〜1250㎖の水分摂取が推奨されます。

　ただし気温の高低や運動の有無によって発汗量は大きく変動します。そのため適切な排尿量になるように水

分摂取量を加減する必要があります。

　古代中国では、孔子が論語で「過ぎたるは猶及ばざるが如し」と中庸を唱えました。

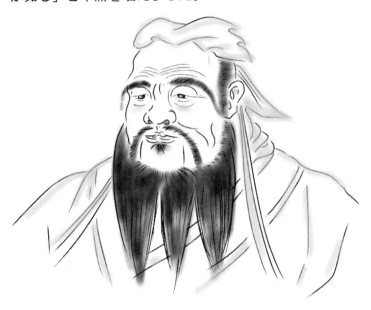

欧州ではアリストテレスが「富もせず、貧しくもなく、中辺どころが良い」と唱えました。

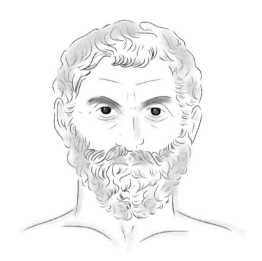

　どちらも唱えていることは同じです。
　「多すぎても、少なすぎてもよくない。適量にしなさい。」と考えます。

3．排尿こそ若さのバロメーター

　尿を出すことは人間の生理現象のひとつで、人間が生きていく上で絶対的に必要は行為です。

　しかし尿を出すことは日常生活において当たり前の行為なので、あまり気にされることはないかもしれません。それは読者の皆様が若い証拠です。

　60 歳を過ぎると、性別に関係なく 80％の人が排尿に対して不安を抱えています。

　男性の方で、小学生の頃友達と並んで立小便し、2m以上飛ばした経験のある方は少なからずいらっしゃると思います。

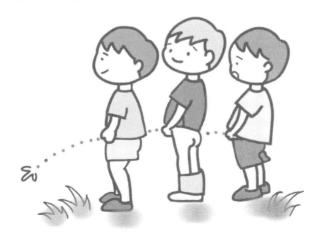

現在アンチエイジングの指標として、血管年齢や骨年齢、肌年齢、肺年齢など、それぞれの計算式や計算方法が提示されています。それらの中で、最も簡便で、最も理解しやすいのが、排尿状態の変化です。

　排尿年齢は若さに関する最も良い指標と考えます。

・尿が近い

・尿が出にくい

・尿が漏れる

・尿が漏れそうになる

・尿を我慢できない

・排尿後すっきりしない

・夜間の排尿回数が多い

　これらの症状を有し、排尿（畜尿）に不安を感じるようになったら、それはまさに老けた証拠です。

4. 排尿に関する検査方法

　ここでは排尿に関する検査方法について簡単にお話しします。

　排尿時に尿の勢いがない（尿の出が悪い）患者さんに対しては尿流量測定検査（ウロフロメトリー）が行われます。洋式トイレの形をした装置に、ためていた尿を排尿してもらうだけで、簡単に尿の勢いや排尿量および排尿時間を測定できます。この検査では膀胱、前立腺、尿道の総合的な排尿状態を評価できます。

　健常成人の最大尿流率は 15 ㎖/秒以上です。最大尿流率が 10〜15 ㎖/秒の場合軽度排尿障害、5〜10 ㎖/秒の場合中等度排尿障害、5 ㎖/秒以下の場合高度排尿障害と診断されます。

　また健常成人の 1 回排尿時間 20〜30 秒です。健常成人の 1 回排尿量の平均は 300〜350 ㎖ですので、平均尿流率 15 ㎖/秒で排尿すると、排尿時間は 20〜24 秒となります。

　しかし尿を我慢していたり、朝起床時は膀胱内に 350 ㎖以上の尿がたまっている場合があり、その時は排尿に 40 秒以上かかる時もあります。

　それでも毎回排尿に 1 分以上かかっている人は明らか

に排尿障害です。

　この検査には注意すべき点があります。膀胱内に尿が
あまりたまっていない場合は、尿の勢いが低く測定され
ます。そのため排尿量が 200 ㎖未満の場合は再検査され
ることを勧めます。

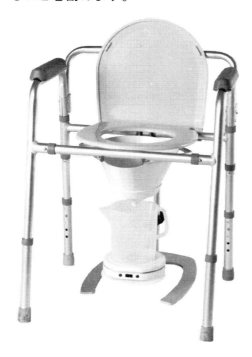

尿流量測定器（ウロフトメトリー）

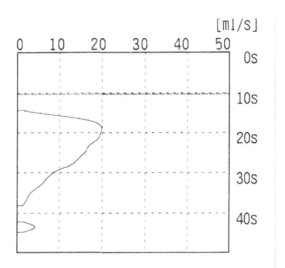

```
************測定結果************
尿量              286.2[ml]
最大尿流率         20.0[ml/s]
平均尿流率         12.4[ml/s]
排尿時間          29.6[s]
尿流時間          22.4[s]
最大尿流率到達時間    4.5[s]
ためらい時間        14.6[s]
```

尿流量測定検査で尿量、最大尿流率、排尿時間等が測定
できます。

一方排尿後すっきりしないとか残尿感のある患者さんに対しては残尿測定を行います。

　排尿後下腹部に残尿測定器をあてるだけで簡単に測定できます。健常成人の残尿量は 10 ㎖以下です。残尿量が 100 ㎖以上の場合、治療の対象となります。

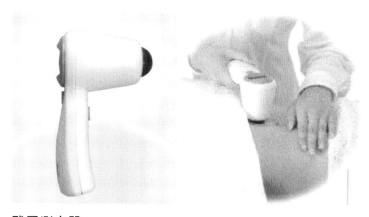

残尿測定器
排尿後下腹部に機械をあてるだけで、痛みなく、簡単に測定できます。

一般的に排尿に関する検査は、「痛い」や「恥ずかしい」と思われていて、多くの患者さんが検査を受けられることを敬遠されています。最近の調査では、尿失禁を有する女性患者さんの泌尿器科受診率は 7.3%でした。なんと尿失禁を有する女性患者さんの 90%以上が専門医を受診していません。

　その理由として、「恥ずかしいから」が 83%とダントツに多く、「受診する時間がないから」が 21%、「症状が軽いから」が 18%でした。これらの結果から女性は恥ずかしさのために、泌尿器科受診をかなりためらっていることが示されました。

　前述にように、泌尿器科では通常痛い、恥ずかしい検査はありませんので、安心して受診してください。

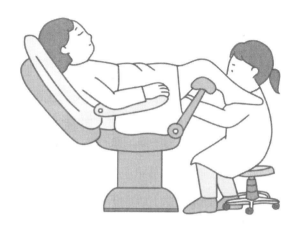

泌尿器科では、このような台上診は滅多に行いません。
安心して受診してください。

【余談】

　哺乳動物の排尿時間は動物の種類や大きさに関わらず、すべて一定である。最近米国からとてもユニークな研究結果が報告されました。

　研究方法は単純です。体重 3 kg 以上 2000 kg 以下の 16 種類の哺乳動物の排尿をビデオ撮影し、排尿時間を計測しました。体重 3 kg の動物はネコ、2000 kg の動物はゾウです。これら以外にイヌ、シカ、ウシ、ウマ、ラクダ、キリン、ライオン、サイなど小動物から大動物の排尿時間を計測しました。

　結果として、全ての動物の排尿時間はほとんど同じで、21±13 秒の中に収まっていました。前述のように、人間の排尿時間も 20〜30 秒ですので、ピッタリ当てはまります。

　また全ての哺乳動物において、排尿時は静止していました。動きながら排尿する動物や、食事しながら排尿する動物はいません。

　これらの結果から考えると、それぞれ哺乳動物は、進化の過程で体を徐々に大きくして繁栄した動物もいれば、そのままの形で環境に適応した動物もいます。その中で排尿に関しては、哺乳動物の元祖が太古の昔に設定した 21±13 秒という排尿時間と静止排尿を、ずっと維

持し続けているのかもしれません。

5．排尿障害の悪の根源は残尿量の増加である

　前項で「残尿量が 100 ㎖以上の人は治療の対象となります。」と書きましたが、この残尿量の増加が人間の健康維持や生命に大きく影響を及ぼします。

　残尿とは、排尿しても尿が十分出きらず、膀胱内に残ってしまった尿のことです。この残尿量は患者さんの排尿障害の程度を最も的確に表しています。

　健常成人の残尿量は 10 ㎖以下で、1 回の排尿により尿は全て排泄され、膀胱内はカラになります。しかし加齢に伴い前立腺肥大症や排尿筋の老化により、残尿が出現し、増加します。

　高齢者において、一般に残尿量 50 ㎖以下ではそれほど問題になりませんが、100 ㎖以上になると、膀胱内で細菌感染が起こり、膀胱炎を発症しやすくなるため治療が必要です。膀胱炎を放置すると逆行性感染から腎盂腎炎を発症し、高熱や背部痛が出現します。

　腎盂腎炎を発症すると 80％以上の患者さんが入院治療を余儀なくされます。腎盂腎炎から敗血症を併発し、生命の危機に瀕することも決して稀ではありません。

　また残尿が多いと腎臓からの尿の流れが悪くなり、徐々腎臓が腫大し、水腎症を来します。水腎症が持続す

ると腎臓の機能が低下し、腎不全となり血液透析が必要になってしまいます。

　また膀胱炎を繰り返していると膀胱内に結石ができてしまい、血尿や排尿困難の原因となります。（図10）

　このように残尿量の増加は尿路の健康維持に対する悪の根源です。しかし残尿量の増加は目に見えません。

　また尿の出が悪い状態が少しずつ進行すると、残尿感をあまり感じない高齢者もしばしば見受けられます。そのため、尿の出が悪いと感じたら加齢現象と諦めず、泌尿器科を受診して尿流測定検査および残尿測定検査を受けられることを強く勧めます。

残尿を甘く見ると、健康で長生きできません。

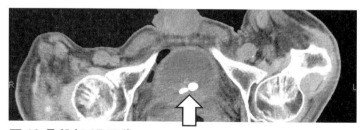

図10 骨盤部 CT 画像
膀胱炎を繰り返していると膀胱結石ができます。（矢印）

6．排尿行為は高度な運動機能と認知機能が必要である

　3つ前の「排尿こそ若さのバロメーター」の項目で、「尿を出すことは日常生活において当たり前の行為」と書きました。

　読者の皆様はあまり気にされていないかもしれませんが、高齢者にとっては、排尿は高度な運動機能と認知機能および神経機能を必要とする難しい行為です。

　排尿のプロセスを細かく分析してみましょう。

① 尿意を感じる神経機能があること

② トイレの場所や便器を認識できる認知機能があること

③ トイレまで移動できる下肢機能が保たれていること

④ 下着をおろす上肢機能が保たれていること

⑤ 便器の中央に上手に座る体幹機能が保たれていること

⑥ 排尿を行う排尿機能が保たれていること

⑦ 下着をあげる上肢機能が保たれていること

⑧ 部屋に戻る下肢機能が保たれていること

　このように排尿は多くの身体機能が保たれていないと完結しません。高齢者においては、昼間は全く問題なく排尿できるが、夜間になると、トイレの場所がわから

なくなってしまったり、トイレの直前で間に合わなくなり、失禁してしまったり、トイレで便器に座る際に尻もちをついて骨折してしまったりなどの失敗を繰り返すことがしばしば認められます。

　70歳以上の高齢者の骨折の約85%は夜間の排尿時の転倒で発生しています。このように高齢者は夜間排尿に関して十分な注意が必要です。

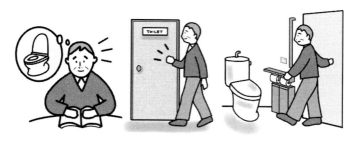

尿意を感じる　　トイレを認識できる　トイレまで移動
神経機能　　　　認知機能　　　　　　下肢機能

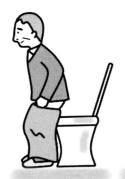
下着を降ろす
上肢機能

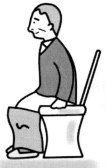
便座に座る
体幹機能

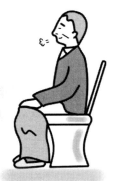
尿を出す
排尿機能

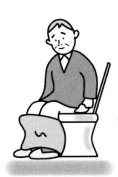
後始末をする
上肢機能

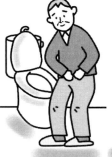
衣服を着ける
上肢機能

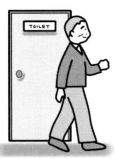
部屋に戻る
下肢機能

7．おむつ廃用症候群

　本項ではおむつ廃用症候群についてお話しします。

　読者の皆様は「廃用症候群」という言葉を耳にしたことがあると思います。廃用症候群とは、病気や加齢によりベッド上で安静にしている時間が長くなることで、全身に障害を引き起こす病態を示しています。具体的な症状として、筋力低下、誤嚥性肺炎、起立性低血圧、心機能低下、血栓症、せん妄などです。

　最初に紙おむつ国内生産量の推移を図11に示します。人口の高齢化および要介護高齢者の増加に伴い、成人用紙おむつ生産量は最近7年間で倍増しています。

　しかしおむつ着用高齢者の増加に伴い、おむつ廃用症候群という、前項とは逆の状態が発生、増加しています。

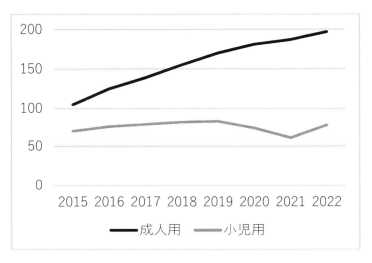

図 11 紙おむつ国内生産量の推移

人口の高齢化および要介護高齢者の増加に伴い、成人用紙おむつ生産量は最近 7 年間で倍増し、2022 年には年間約 200 億枚生産されました。

（日本衛生材料工業連合会 HP より改変）

おむつ廃用症候群とは、

① 高齢者がおむつを着用することにより、いつ排尿しても大丈夫という安心感が生まれます。

一方で適切なタイミングで、適切な場所（トイレ）で排尿する機能を失います。これにより下肢の筋力

が低下し、歩行機能が低下します。加えて下肢静脈血栓症を発症しやすくなります。

② 高齢者はおむつ着用により、尿意を感じる機能が低下し、尿を我慢する畜尿機能も低下します。

これらにより膀胱の排尿機能および畜尿機能が低下し、残尿量が増加し、尿路感染症発症のリスクが高くなります。

③ 高齢者はおむつ着用を継続することにより、おむつから離脱できなくなります。

これにより高齢者は認知機能が低下し、QOL（生活の質）も低下します。

そして寝たきり状態が促進されてしまいます。

　排尿時の転倒に伴う骨折を心配し、安易なおむつ着用は高齢者の健康維持に悪影響を及ぼします。

　排尿には高度な運動機能と認知機能が必要ですが、自分で排尿できる限りは、安全に排尿できるように指導し、おむつ着用はできるだけ遅くした方がいいと考えます。

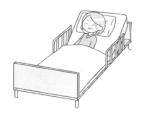

8．人類の進化はいいことばかりとは限らない

　本章の最後に人類の進化について考えてみたいと思います。

　人類は4足歩行から直立2足歩行に進化し、両手が自由に使えるようになりました。手を用いて道具や武器を作り、獲物を獲得できるようになりました。言語を開発し、他の人とコミュニケーションできるように進化しました。さらに文字を開発し、知識や情報を後の世代へ継続できるようになり、現在の文明を構築しました。

　このような進化によって人類の寿命も延長しました。

　しかし、人類の進化は良いことばかりでしょうか？寿命の延長による癌の増加や人口の高齢化は「負の進化」かもしれません。

　私たち泌尿器科医は、人類が直立2足歩行への進化に伴う、「負の進化」に直面しています。

腹圧性尿失禁という病気をご存じでしょうか？

　くしゃみをしたり、重いものを持ったり、大笑いした時など、腹圧がかると尿が漏れてしまう病気です。これは高齢の女性に多い病気です。

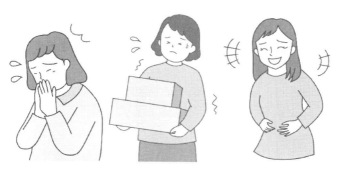

　腹圧性尿失禁では図 12 に示すように持続的な腹圧により骨盤底筋が脆弱になり、尿が漏れてしまいます。

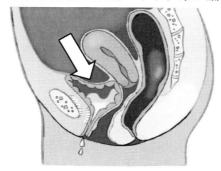

図 12　腹圧性尿失禁では持続的な腹圧により骨盤底筋が緩み、尿が漏れてしまいます。

人類は直立 2 足歩行への進化したため、全ての内臓の重みを骨盤底筋で支えなければならなくなりました。

　そのため骨盤底筋に負担がかかり、尿が漏れる病気に悩まされるようになりました。

　4 足動物は内臓の重みが骨盤底筋にかからないため、腹圧性尿失禁は起こりません。子宮脱や膀胱脱という病気も同様に骨盤底筋の脆弱化で発症します。

　腹圧性尿失禁や子宮脱、膀胱脱という病気は、人間以外の他の哺乳動物では認められません。このように私たち人類は 4 足歩行から直立 2 足歩行への進化したため、それに伴って発生した新たな疾患に対峙しなければなりません。

　丈夫で長生きするには、このような病態も知っていて損はありません。

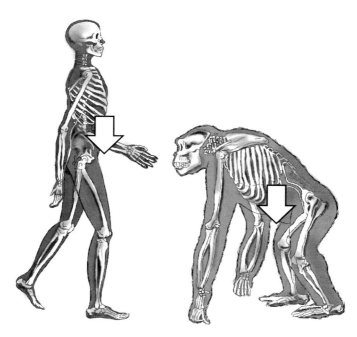

人類は直立2足歩行で、手を自由に使えるようになりました。しかし2足歩行することにより、内臓の重みを全て骨盤底で支えなければならなくなりました。ゴリラ等の4足動物は、内臓の重みが骨盤底にかかりません。

腹圧性尿失禁や膀胱脱という病気は、高齢者に発症します。若い頃は骨盤底筋がしっかりしているため、発

症しません。このように人口の高齢化もこれらの疾患
の発症に大きく影響しています。

第4章
丈夫で長生き
排尿から考える長寿の秘訣

1．メタボリックドミノ

　読者の皆様は「メタボリックドミノ」とうい言葉を聞かれたことがあると思います。本項ではメタボリック症候群についてお話しします。

　第二次世界大戦後の高度経済成長と共に糖尿病や肥満患者が急速に増加し、社会問題となりました。1985 年頃に生活習慣病という概念が生まれ、1999 年にメタボリック症候群という病態が提唱されました。そして 2005 年に、本邦でメタボリック症候群診断基準が作成されました。

　糖尿病は肥満は危険なことでしょうか？

　今まで脂肪細胞の機能は余剰カロリーの蓄積だけと考えられていました。しかし最近の研究により、エネリギー収支のバランスを調整するアティボサイトカインというホルモンを分泌していることが判明しました。

　アティボサイトカインは大きく 2 つに分類されます。善玉アティボサイトカインとしてアティボネクチンやレプチンなど、悪玉アティボサイトカインとしてアンッギオテンシノーゲンや TNF アルファなどです。肥満や脂肪細胞の増加によりアティボネクチンが減少し、アンッギオテンシノーゲンや TNF アルファが増加します。これ

らにより動脈硬化が促進され、多くの成人病を発症します。加えて癌も発症しやすくなります。

　このような病態変化の解明により、近年はメタボリックドミノという概念が提唱されました。食べ過ぎや運動不足、昼夜逆転など不健康な生活習慣が最初のドミノを倒し、徐々に内臓脂肪が増加することにより、血圧、血糖、中性脂肪が増加し、HDL コレステロールが減少します。この状態が持続すると、動脈硬化が急速に進行し、虚血性心疾患、脳卒中、認知症、慢性腎不全などを惹起し、ドミノが総崩れ状態となり、死を迎えることになります。

　メタボリック症候群は高齢者の健康維持にも大きく影響しています。そのため高齢者はメタボリックドミノ総崩れにならないように、日々健康的な生活習慣の維持が求められています。

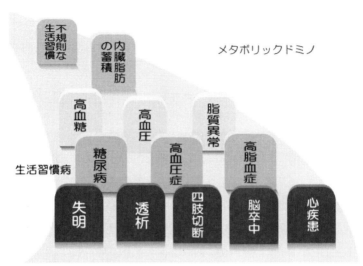

あなたは今、どの位置にいますか？

2．介護保険制度と健康寿命の延長

　介護保険制度は、認知症や身体の不自由な高齢者を支援する極めて重要な社会保険で、2000 年 4 月から施行されています。国民は 40 歳になると、介護保険への加入が義務付けられます。64 歳までは医療保険の保険料に上乗せされる形で支払い、65 歳以上になると年金から天引きされます。このように社会全体で高齢者の介護を支援する制度です。

　心身の不具合により介護認定を受けた人は、原則として費用の 1 割、所得の高い人でも 2～3 割の自己負担で介護サービスを利用できます。この制度は経済的理由で必要な介護を受けられない「介護難民」を減らすことに大きく貢献してきました。

　しかしこの必要不可欠な介護保険制度が存続の危機に直面しています。前項で述べた高齢者人口の急増により、介護認定を受けた人も急増しているからです。厚生労働省によると、要介護・要支援の認定を受けた人は2021 年 3 月時点で 666 万人です（図 12）。2000 年は 218万人でしたので、直近 20 年で約 3 倍増加しました。

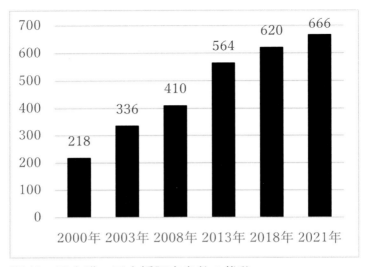

図 12　要介護・要支援認定者数の推移
（厚生労働省 HP　介護保険事業報告より改変）

　加えて戦後第1次ベビーブームに生まれた団塊の世代
の人は、2025 年に全員が後期高齢者になります。2019 年
の介護保険実績値は、1 人あたりの年間介護費は 65〜74
歳は平均 5 万円ですが、75 歳以上は 47 万円と急激に高
くなります。今後介護費が割高な後期高齢者が急増する
ことにより、我が国の財政をさらに圧迫することになる
でしょう。2023 年でさえ、介護保険費用を国民の税収だ
けでは賄いきれず、巨額の赤字国債で補っています。見

方を変えれば、私たちの子や孫に現在の介護費用のツケを回していることになります。

　私たちの介護費用のツケを次世代に先送りすることは、極力回避しなければなりません。そのためには、介護の必要がない「丈夫で長生き」な高齢者を増やすことです。

　本書第1章で健康寿命について述べました。男性は人生最後の9年間、女性は12年間フレイルや要介護状態となり、介護サービスの享受を余儀なくされます。しかし私たちは、日々の工夫により健康寿命を延長させることができます。そのポイントは下肢の筋力維持です。

　下肢の筋力低下に伴う転倒による骨折が健康寿命を短縮させます。歩ける人は毎日15分以上のウオーキングを勧めます。さらに脛（すね）の外側から足首の内側につながる前脛骨筋（ぜんけいこつきん）の筋力を維持することが重要です。高齢者は前脛骨筋の衰えによってつま先が下がり、わずかな段差でもつまずいて転倒してしまいます。前脛骨筋筋力を維持するためには、椅子に座った状態で足先を上げる運動を行ってください（次ページ図）。毎日1〜2分行うだけで前脛骨筋筋力は維持され、つま先が下がらなくなります。

　繰り返しになりますが、高齢者は転ばないように十分

注意してください。

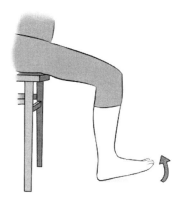

つま先あげおろし運動で前脛骨筋筋力が維持されます。

3．丈夫で長生きする秘訣

　日本は世界一の超高齢化社会です。高齢者は単身もし
くは夫婦のみで暮らしている人が多く、高齢者を高齢者
が介護しなければなりません（老老介護）。加えて介護す
る方も複数の持病を抱えており、いつ自分が介護を受け
る側にまわるかわかりません。そのため日本の高齢者は
病気にならないように、または<u>病気を抱えていても病人
にならないように</u>、日々健康に注意して暮らさなければ
なりません。

　また高齢者は若年者と比較して内臓の予備機能低下
し、体内備蓄水分量が減少しています。そのため高齢者
は脱水になりやすく、さらに心不全や多臓器不全を起こ
しやすい状態にあります。

　これらに加えて、高齢者は前立腺肥大症、過活動膀胱、
夜間頻尿などの排尿に関するトラブルにも対処しなけ
ればなりません。

　<u>その中で最も重要なことは、夜間頻尿対策です。</u>

　夜間頻尿は加齢以外にメタボリック症候群でも引き
起こされます。メタボリック症候群はいろいろな臓器に
影響を及ぼす万病の根源です。

　<u>メタボリック症候群になると、丈夫で長生きできませ</u>

ん。

今のうちからメタボリック症候群にならないための健康管理が重要です。

　また夜間頻尿と睡眠障害は表裏一体の関係にあります。夜間頻尿で睡眠障害になりますし、睡眠障害で夜間頻尿になります。裏を返せば、夜間頻尿が改善すると、夜ぐっすり眠れるますし、睡眠障害が改善すると、夜間の排尿回数が減ります。

　夜間頻尿は体内時計による日内リズム調節機能を狂わせます。

　体内時計に狂いが生じると全身倦怠感、めまい、うつ病、自律神経失調症等の症状が出現し、健康な日常生活を維持できなくなります。

　加えて夜間頻尿の高齢者は、夜間排尿時トイレで転倒するリスクが5倍高くなります。

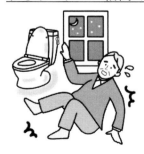

転倒に伴う骨折で入院や手術、リハビリを受けることにより寝たきりになったり、認知症が増悪したりして死亡率が2倍高くなります。このように夜間頻尿があると、骨折率や死亡率が増加します。

　そのため夜間頻尿を最優先に改善させることが、丈夫で長生きできる秘訣のひとつです。

　高齢者の水分摂取過剰については注意が必要です。適切と考えられる水分摂取量は20〜25㎖×体重(kg)、適切な排尿量は1㎖/時/体重（kg）です。

　水分摂取量は多すぎても、少なすぎてもよくありません。

　丈夫で長生きするためには中庸が大切と考えます。

　残尿量が増加すると尿路感染症発症のリスクが増加します。残尿量の多い状態が持続すると腎機能が低下し、腎不全に至ります。このように残尿量の増加は、健康を損なう疾患を発症させます。

　そのため残尿量を少なく維持することが、丈夫で長生きできる秘訣のひとつです。

　高齢者の骨折の70%以上は夜間排尿時の転倒によって発生しています。

<u>夜間排尿時に転倒しないように十分注意することも、</u>
<u>丈夫で長生きできる秘訣のひとつです。</u>

　排尿行為には高度な運動機能と認知機能が必要です。
　夜間排尿時の転倒を心配しておむつを着用すること
は、高齢者の運動機能と認知機能の低下を招きます。
おむつ着用に伴い寝たきりになると、QOL が低下し、生
存期間が短縮します。
　<u>高齢者が丈夫で長生きするためには、できる限りトイ</u>
<u>レで自排尿することを勧めます。</u>

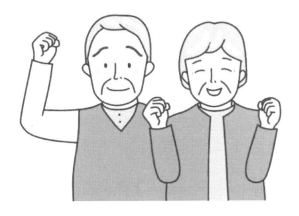

あとがき

　現在日本は世界一の超高齢化社会で人口 10 人中 3 人が 65 歳以上の高齢者です。加えて 2025 年には、第 2 次世界大戦後の第 1 次ベビーブームに生まれた、いわゆる「団塊の世代」の人々が全て 75 歳以上の後期高齢者の年齢に達します。これによってさらに人口高齢化に拍車がかかります。介護保険費用も年々増加し続け、我が国の財政を圧迫し、毎年巨額の赤字国債で補っているのが現状です。

　どんなに平均寿命が延びても、病気に罹患したり、フレイルとなり体が思うように動かなくなったりすると、日常生活が制限され、人生を楽しむことができません。そのためこれからは、高齢になっても丈夫でイキイキとした生活を継続できる「寿命の質」が重視されると考えます。

　人生 100 年時代において、せっかく長生きできるのであれば、最後まで人生を楽しんで過ごしたいものです。排尿に対する不安を払拭し、多くの人が丈夫で長生きできれば、日本の超高齢化社会は決して悲観することばかりではありません。むしろ、今後の日本を、丈夫で元気な高齢者が支えるようになれば、長生きすることが新た

な生きがいとなり、より豊かな人生を送ることができる
と考えます。

本書を最後までお読みいただきありがとうございます。
私の提案が、皆様の明日からの健康長寿に向けた日常生
活の一助になれば幸いです。

著者プロフィール

波多野　孝史　　（はたの・たかし）

1961 年神奈川県生まれ。東京慈恵会医科大学医学部卒業、
同大学大学院卒業。
神奈川県立厚木病院、平塚共済病院、東京慈恵会医科大
学付属柏病院、JR 東京総合病院を経て、現在聖隷横浜病
院勤務。泌尿器科部長兼院長補佐。
2021 年から日本結節性硬化症学会理事長。
著書として突然破裂する腎臓の怖い病気　腎血管筋脂
肪種（ブイツーソリューション）、共著書として結節性硬
化症の診断と治療最前線（診断と治療社）、結節性硬化症
に伴う腎血管筋脂肪腫診療ガイドライン（金原出版）、腎
臓症候群（日本臨床社）など。

イラスト制作

相原　香奈子　　（あいはら・かなこ）

丈夫で長生き　排尿から考える長寿の秘訣

2023 年 12 月 19 日　　初版発行

著　者　波多野孝史
発行所　ブイツーソリューション
　　　　〒466-0848 名古屋市昭和区長戸町 4-40
　　　　電話 052-799-7391　Fax 052-799-7984
発売元　星雲社（共同出版社・流通責任出版社）
　　　　〒112-0005 東京都文京区水道 1-3-30
　　　　電話 03-3868-3275　Fax 03-3868-6588
印刷所　富士リプロ
ISBN 978-4-434-33214-2
©Takashi Hatano 2023 Printed in Japan
万一、落丁乱丁のある場合は送料当社負担でお取替えいたします。
ブイツーソリューション宛にお送りください。